BEI GRIN MACHT SICH IHR WISSEN BEZAHLT

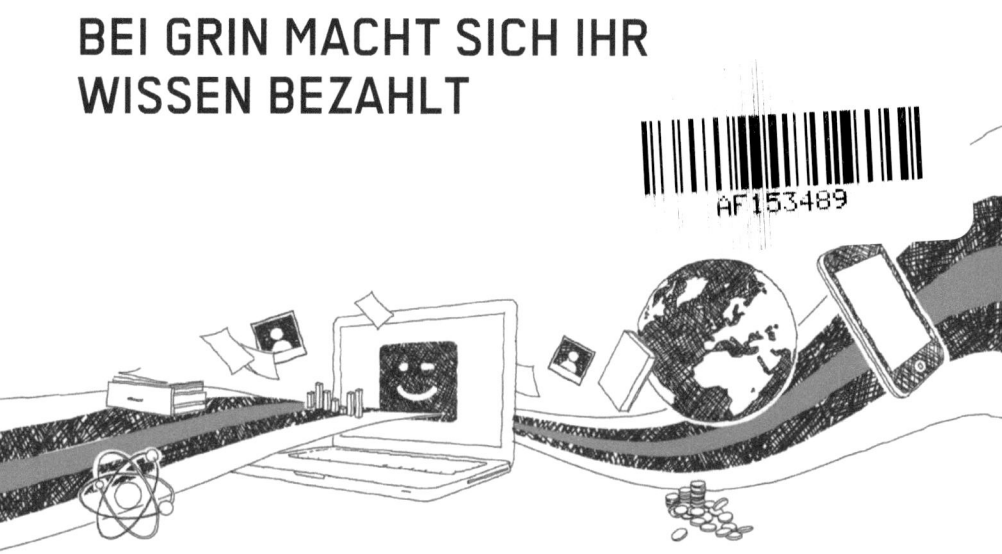

- Wir veröffentlichen Ihre Hausarbeit, Bachelor- und Masterarbeit

- Ihr eigenes eBook und Buch - weltweit in allen wichtigen Shops

- Verdienen Sie an jedem Verkauf

Jetzt bei www.GRIN.com hochladen
und kostenlos publizieren

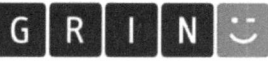

Strategiebericht für ein Gesundheitsstudio in Düsseldorf

Kristina Stauberg

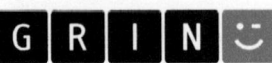

Bibliografische Information der Deutschen Nationalbibliothek:

Die Deutsche Nationalbibliothek verzeichnet diese Publikation in der Deutschen Nationalbibliografie; detaillierte bibliografische Daten sind im Internet über http://dnb.d-nb.de abrufbar.

ISBN: 9783346838568
Dieses Buch ist auch als E-Book erhältlich.

© GRIN Publishing GmbH
Nymphenburger Straße 86
80636 München

Druck und Bindung: Books on Demand GmbH, Norderstedt Germany
Gedruckt auf säurefreiem Papier aus verantwortungsvollen Quellen

Das Buch bei GRIN: https://www.grin.com/document/1334072

Deutsche Hochschule für
Prävention und Gesundheitsmanagement
Hermann-Neuberger-Sportschule 3
66123 Saarbrücken

Hausarbeit

Name, Vorname	**Stauberg, Kristina**
Studiengang	**M.A. Gesundheitsmanagement**
Studienmodul	**Strategische Unternehmensführung I**
Datum Präsenzphase (siehe Ergebnisdokumentation)	**02.05.- 04.05.2022**
Aufgabe	**Erstellung eines Strategieberichtes für ein Gesundheitsstudio in Düsseldorf**

Inhaltsverzeichnis

1 Darstellung der Ausgangssituation

Die internationale Unternehmensgruppe will ihre Aktivitäten mit Gesundheitsstudios auf dem europäischen Fitnessmarkt ausbauen. Durch die Analyse des Entwicklungspotenzials einzelner Städte in Deutschland soll der Bericht die Grundlage für zukünftige Planungen der Unternehmensleitung bilden. Das zukünftige Gesundheitsstudio soll „body & soul" heißen.

1.1 Wahl des Standortes

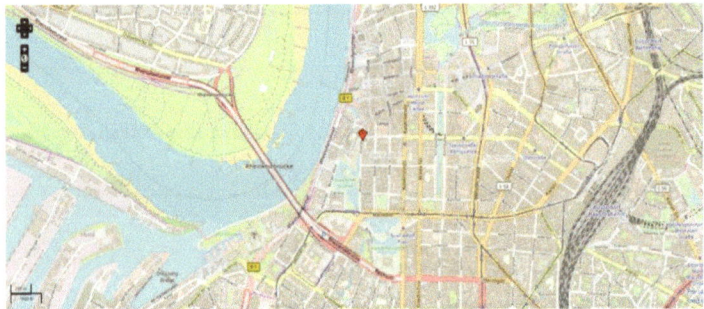

Abb.1.: Umgebung ausgewählten Standortes mit Markierung des Gesundheitsstudios, (Maßstab 1:200 m); (OpenStreetMap, 2022).

In der Fitnessbranche ist die Standortwahl enorm wichtig. Mit 9.583 Fitnessstudios in Deutschland bis Ende 2020 (Deloitte., 2021, S. 4) ist der Markt hart umkämpft. Die Wahl des Standortes kann einen entscheidenden Vorteil gegenüber der Konkurrenz verschaffen. Für alle potenziellen Mitglieder ist eine zentrale Lage, eine gute Verkehrsanbindung und genügend Parkmöglichkeiten wichtig. Darüber hinaus werden andere wichtige Komponenten wie Gastronomie, Ärzte, Apotheken und Geschäfte genutzt, um Großkunden anzuziehen. Die Wahl fiel auf Düsseldorf, das bevölkerungsreichste Bundesland (Statista, 2019a) und Repräsentant faszinierender Stadtarchitektur in Nordrhein-Westfalen. Es wurde sich für die Poststraße 2 (Carlstadt) in 40213 Düsseldorf im 1. Bezirk entschieden, da das Gebäude eine Fläche von 3.000 qm besitzt und somit genügend Platz anbietet (Adresse wurde rot markiert). Die Räumlichkeiten befinden sich in einem Stadtteil mit einer Kaufkraftkennziffer zwischen 112- 115,6 (Einkommensverteilung und Mindestsicherung in Düsseldorf, S.26). Bei einer relativ hohen Durchschnittsmiete von 12,78 €/ m² (Mietspiegel Düsseldorf, 2022) ist der Kaufkraftindex für das

„body & soul" von hoher Bedeutung. Der Standort liegt im „Bezirk 1", mit 86.595 Einwohnern der dritt-bevölkerungsreichste Stadtteil Düsseldorfs (Statista, 2019b). Es befindet sich eine Bushaltestelle am Carlsplatz mit Anschluss an die Linie 726 und einen Parkplatz „Parkvogel", dieser ist nur 2 Gehminuten entfernt. Der U-Bahnhof Benrather Straße ist 4 Gehminuten vom Hauptbahnhof entfernt, dort halten die Linien U71, U72, U73 und U83. Neben dem 4 Gehminuten entfernten REWE und dem ebenfalls 2 Gehminuten entfernten YOMARO Frozen Yogurt Carlstadt gibt es am Carlsplatz (3 Gehminuten) weitere Restaurants wie das Bistro im Maxhaus. Das Restaurant Altstadt ist ebenfalls in 3 Minuten zu Fuß erreichbar. Benrather Str. 6, 7 und Carlsplatz 4 sind medizinische Einrichtungen, Flinger Str. 3 und Carlsplatz 2 sind Apotheken. Dadurch ist eine gute Erreichbarkeit über verschiedene Verkehrswege gewährleistet. Für die weitere Entscheidungsfindung ergeben sich Vorteile im Polypolen-Absatzmarkt. Innerhalb von 2 Gehminuten kann zu Fuß den Spee'schen Graben bei Düssel erreicht werden, der sich für „Outdoor" - Kurse eignet. Zudem ist die Rheinpromenade ca. 700 m entfernt und der Rosengarten liegt gleich um die Ecke neben dem Düsseldorfer Stadtmuseum. Gegenüber ist das „Hotel Orangerie" als Kooperationspartner. Eine weitere Kooperationspartnerin ist die Psychotherapeutin Frau Dipl.-Psych. Gisela Sicker in der Poststraße 10 (2 Gehminuten). Zudem ist die Rheinpromenade ca. 700 m entfernt.

1.2 Beschreibung des Unternehmenstyps

Das „body & soul" in der Düsseldorfer Innenstadt bietet ein umfassendes Angebot an Prävention und Gesundheitsförderung mit dem Schwerpunkt psychische Gesundheit. Auf drei Etagen mit rund 3.000 m², die nicht nur über Treppen, sondern über rollstuhlgerechte Aufzüge erreichbar sind, findet sich ausreichend Platz für ein einzigartiges und vielfältiges Produktsortiment. Kunden sollten auf allen Ebenen den besten Service und die besten Angebote erhalten. Fortschritte in der Internationalen statistischen Klassifikation von Krankheiten und verwandten Gesundheitsproblemen (ICD-10: Internationale statistische Klassifikation von Krankheiten und verwandten Gesundheitsproblemen. 10. Revision, 1994) und die Zunahme der Fehltage aufgrund psychischer Erkrankungen von 1997-2017 (Marschall, Hildebrandt -Heene & Nolting, 2019), was auf eine höhere Korrelation mit der psychischen Gesundheit hindeutet. Die Techniker Krankenkasse zeigte, dass in den Jahren 2013–2016 die Zahl der Personen, die selten oder nie gestresst waren, abnahm, während die Zahl der Personen, die regelmäßig gestresst waren, zunahm (Techniker

Krankenkasse, 2016, S. 6). Darüber hinaus zeigen die Übersichten von Hinkes (2020) eine positive Beziehung zwischen Interventionen bei körperlicher Aktivität und Determinanten der psychischen Gesundheit. Durch diese Erkenntnisse ist es möglich, den wachsenden Bedarf an einem ganzheitlichen Gesundheitsangebot zu erkennen und Expansion von „body & soul" zu ermöglichen. Angeboten werden Dienstleistungen zur Erhaltung, Förderung und Verbesserung der körperlichen und seelischen Gesundheit. Neben Sport- und Entspannungsangeboten sorgen Ernährungsberater, Physiotherapeuten, und Psychotherapeuten für eine umfassende und professionelle Betreuung bei der Erhaltung und Verbesserung der Gesundheit jedes Kunden. Das „body & soul" hebt sich durch überdurchschnittliches und speziell geschultes Personal von der Konkurrenz ab.

Die Trainingsfläche erstreckt sich über die gesamte erste Etage. Hier befindet sich ein Kraft- und Ausdauerbereich an geführten Maschinen und ein Freihantelbereich. Zudem hat der Kunde einen gesonderten Raum, in dem durch Ernährungsberater Beratungen durchgeführt werden. Hier liegt der Fokus vor allem auf krankheitsspezifischer Beratung. Da in Deutschland mehr als 7 Millionen Menschen an Diabetes erkrankt sind (Deutscher Gesundheitsbericht, 2021, S. 225). Außerdem gibt es im Erdgeschoss einen Seminarraum für verschiedene Vorträge und Workshops, die einmal pro Woche zu verschiedenen Gesundheitsthemen, wie Ergonomie, Präventions- und Rehabilitationstraining und Gewichtsmanagement angeboten werden. Dabei sollen die Teilnehmer ihr Wissen vertiefen und im Training oder Alltag anwenden können. (Teilnahme für Nichtmitglieder gegen eine geringe Gebühr möglich). Darüber hinaus haben die Kunden die Option, während der Öffnungszeiten Getränke, Snacks und Mahlzeiten an der Snackbar zu erwerben.

Im zweiten Stock befindet sich der EMS-Bereich. Die Nachfrage von EMS-Training wächst stetig an. Derzeit identifiziert der deutsche Fitnessmarkt etwa 1.414 reine EMS-Studios in Deutschland (Deloitte, 2021, S. 24). Darüber hinaus findet auf der 2. Etage eine Vielzahl an Gruppenkursen statt, wie Balance, Indoor Cycling, Mobilitätstraining, Yoga, Pilates, Zirkeltraining an Geräten und Meditation. Überdies verfügt das „body & soul" Rehabilitations- und Präventionskurse an, die von den Krankenkassen nach § 20 (1) SGB V (SGB V, 2021) bezuschusst oder ganz oder teilweise übernommen werden. Es besteht die Möglichkeit des Personaltrainings (nicht im Mitgliedspreis enthalten). Outdoor- Kurse wie Running Yoga, Meditation und Functionaltraining bieten individuelle Möglichkeiten und runden die Angebote ab. Es gibt einen Psychotherapeuten in einem abgelegenen Raum auf dieser Etage, der sich auf die psychische Gesundheit im Berufs-

und Familienalltag konzentriert und darauf, wie die dort gewonnenen Erkenntnisse erfolgreich in die genannten Bereiche integriert werden können.

Ebenso stehen Wellnessangebote auf der dritten Etage zur Verfügung. Dazu gehören drei Saunen (für Mitglieder kostenlos), ein Vakuumtherapiegerät und ein Kaltkneippbecken zur Durchblutungsförderung nach dem Sport, ein Solarium, ein Bio-Solarium zur Stoffwechselankurbelung, zwei Massageliegen, ein großer Ruheraum und zwei Whirlpools. Obendrein befindet sich in diesem Bereich ein Massageraum mit einem Physiotherapeuten, der manuelle Therapie, Physiotherapie und Massagen anbietet (45-minütige Massage nach Wahl ca. 45 €).

Alle drei Monate bietet das Hotel Orangerie Kunden des „body & soul" die Möglichkeit, an einer einwöchigen Wellnesswoche (Montag bis Freitag) teilzunehmen. Ziel dieser Aktion ist es, sich von der üblichen Arbeitswoche zu lösen und Entspannungsmethoden nachhaltig in den Alltag zu integrieren. Diese Gebühren sind im Gesamtangebot der Wellnesswoche mit Rabatten von bis zu 75 % enthalten. Darüber hinaus bietet das „body & soul" den Unternehmen betriebliches Gesundheitsmanagement an, das nach Bedarf in dem Gesundheitsstudio oder im betrieblichen Umfeld umgesetzt werden kann. Aufgrund der unterschiedlichen Vertragsmöglichkeiten liegt der monatliche Mitgliedsbeitrag zwischen 55 – 100 €. Kraft- und Ausdauertraining an Geräten, Functionaltraining, Freihantelbereich, Kurse und Getränke sind in der monatlichen Grundgebühr (55 €) enthalten. Das Probetraining ist kostenlos. Einige Wellnessangebote sind gegen eine zusätzliche Gebühr verfügbar. Für Einzelberatungen werden zusätzliche Kosten veranschlagt, da diese einen hohen Personalaufwand erfordern.

2 Phase der strategischen Zielplanung

2.1 Unternehmerische Vision/ Mission/ Grundwerte

Die Vision stellt ein Zukunftsbild dar, das dem Unternehmen eine Richtung als Ziel vorgibt. (Hinterhuber, 2011, S. 84; Simon & Gathen, 2010, S. 18). Die Mission beantwortet die Frage, warum das Unternehmen existiert, welchen Nutzen es bringt und auf die Gegenwart bezieht (Müller-Stewens & Lechner, 2011, S. 227). Grundwerte stellen das dar, was das Unternehmen für wertvoll hält und spiegeln sich in der Vision wider (Müller-

Stewens & Lechner, 2011, S. 233). In der Regel ist eine Vision für 5 bis 10 Jahre ausgelegt und umfasst weniger inkrementelle als herausstechende Veränderungen. Dabei sind sie motiviert und herausfordernd genug und haben das Gefühl, dass die Vision erreichbar ist und kommuniziert werden muss – eine Voraussetzung für die Umsetzung, wie Führung und Personifizierung, was im Niederen ideal bedeutet, dass Führung Vision verkörpert (Simon & Gathen, 2010, S. 18). Die Vision steht am Anfang jeder unternehmerischen Tätigkeit und ist ein wichtiges Instrument zur strategischen Steuerung und Umsetzung (Simon & Gathen, 2010, S. 15).

Das „body & soul" konzentrieren sich auf individuelle Kunden, die in ihrem täglichen Leben mit körperlichen und psychischen Problemen konfrontiert sind. Diese müssen auf allen Ebenen durch die Beratung angegangen werden. Die Vision lautet: „Körper und Seele in Einklang zu bringen". Das heutige Leben und die tägliche Arbeit bringen beispiellose und zunehmende körperliche und geistige Belastungen für die Menschen mit sich. Ein Beispiel ist langes Sitzen im Büro, was eine häufige Ursache für Rückenschmerzen ist (Robert-Koch-Institut, 2012, S. 96; Zok, 2010, S. 45). Aber Stress im Arbeitsalltag wird zunehmend als Ursache für psychische Erkrankungen erkannt und ist für den Großteil der jährlichen Fehlzeiten verantwortlich (Barmer GEK, 2012, S. 37; BKK Bundesverband, 2012, 2013; DAK-Gesundheit, 2014, S. 18; Heyde, Macco & Vetter, 2009; Techniker Krankenkasse, 2012, S. 9–17). Die Betonung sollte nicht auf der vollständigen Definition der Vision liegen, sondern auf den Kerninhalten, die alle Mitarbeiter verstehen und leben sollten (Simon & Gathen, 2010, 22ff). Somit leitet sich die Mission von der Vision des Unternehmers ab. Die Mission lautet: „Bringen Sie Ihre körperliche und geistige Gesundheit auf ein neues Niveau, damit Sie für den Alltag gewappnet sind".

Die Grundwerte sind in der Vision verwachsen. Sie dienen als Richtungsweiser dafür, was als angemessen und wertvoll angesehen wird und was nicht (Müller-Stewens und Lechner, 2011, S. 233). Die Grundwerte (Core Values) des „body & soul" beinhalten „Leidenschaft, Qualität, durchgehende Betreuung und Freundlichkeit gegenüber allen". Diese sollten von dem Management an die Mitarbeiter und Kunden vermittelt werden. Die Nachhaltigkeit des „body & soul" hängt maßgeblich von der Kundenzufriedenheit ab, denn wenn der Kunde mit dem Service unzufrieden ist, hält das Unternehmen nicht.

2.2 Strategische Zielplanung

Die Umsetzung strategischer Ziele hilft dem Unternehmen, der Vision des Unternehmertums näherzukommen (Welge et al. 2017, S. 213). Um Vision, Mission und Grundwerte des Unternehmens zu verwirklichen, werden diese mit den strategischen Unternehmenszielen in Einklang gebracht. In der Literatur wird für die Unternehmensplanung häufig ein Zeitraum von 5 bis 10 Jahren genannt (Mag, 1995, S. 157; Fiedler, 1998, S. 24). Diese Zeitspanne ist jedoch nicht festgeschrieben. Innerhalb von 3 Jahren soll das „body & soul" das beste Gesundheitsstudio Düsseldorfs mit dem Schwerpunkt psychische Gesundheit werden. Um diese Marktposition zu erreichen, möchte das Studio den Bekanntheitsgrad steigern, um als Anbieter hochwertiger Dienstleistungen anerkannt zu werden (Welge & Al-Laham, 2012, S. 213). Das „body & soul" strebt sowohl sozialen als wirtschaftlichen Erfolg an. Es zielt darauf ab, in 5 Jahren 4.000 Kunden zu erreichen, was vor der Eröffnung exzellentes Personal in allen Bereichen des Studios erfordern wird. Im ersten Jahr hofft das Studio, viel Gewinn zu machen, um im zweiten Jahr die Gewinnschwelle zu erreichen. Angesichts der zunehmenden sozialen Auswirkungen sind die Entwicklung eines kollaborativen Netzwerks ein Muss. Als solches wird es in den nächsten 3 Jahren in Zusammenarbeit mit Ärzten, Ernährungsberatern, Psychotherapeuten, Physiotherapeuten, Unternehmen und Krankenkassen umgesetzt.

2.3 Branchenvergleich

Im Vitalis Gesundheitszentrum – Fitnessstudio Düsseldorf in Oberbilk und in Benrath gilt die Vision der Betreuung, Prävention, Rehabilitation und Therapie der Kunden (Vitalis- Gesundheitszentrum, 2022). Die Mission ist es, Vorteile und Nutzen für die Gesundheit zu schaffen und diese durch gute Betreuung, qualifizierte Trainer und spezifische Angebote zu generieren. Darüber hinaus sind die Grundwerte zertifizierte Qualität und Freundlichkeit gegenüber den Kunden.

Kieser-Training ordnet sich klar als „das Gesundheitsstudio" der Branche ein. Die Vision von Kieser-Training ist ein starker Körper, der keine Schmerzen hat. Die Mission des Studios Düsseldorf-Wehrmacht lautet „Wir stärken die Düsseldorf- Wehrmacht durch Krafttraining" (Kieser-Training Düsseldorf-Wehrhahn, 2022). Ebenso sind die Grundwerte klar gekennzeichnet: „Überzeugende Kunden, die Leidenschaft, die uns stark macht, der wissenschaftlich fundierte Ansatz, die Stärke und Glaubwürdigkeit des Handelns, Teamwork und Solidarität" (Kieser-Training AG, 2022). Ein weiteres Ziel des Konzeptes ist eine gute Betreuung und eine hohe fachliche Kompetenz des Trainers.

Bei Holmes Place Fitness – Königsallee, Provinzplatz und Am Seestern sind ihre Werte erkenntlich und unterscheiden sich von anderen Studios in der Umgebung. Die Vision des Unternehmens vermittelt den Kunden und Mitarbeitern, dass ein gesunder Lebensstil eine lebenslange Reise sei, die Spaß macht und von der Stärke der Gemeinschaft angetrieben wird, um ihren Fortschritt zu feiern. (Holmes Place, 2022). Darüber hinaus verspricht die Mission ein breites Fitness-, Wellness- und Spa-Angebot in einzigartiger Clubatmosphäre. Bei den Grundwerten setzt das Fitnessunternehmen auf Balance, Zugehörigkeit zu allen und dauerhafte Unterstützung.

Beim Vergleich ist zu erkennen, dass 4 der insgesamt 10 genannten Grundwerte übereinstimmen. Die angestrebte hohe Qualität ist ein gemeinsames Merkmal des „body & soul". Festzustellen ist, dass in keinem der oben genannten Studios das Augenmerkmal auf die psychische Gesundheit gelegt wurde. Daher steckt hinter der Unternehmensstruktur eine grundlegend andere Vision, was für das „body & soul" von Vorteil ist. Eine Vision, die sich von den vorgenannten Fitnessunternehmen unterscheidet, stellt ein Alleinstellungsmerkmal dar, das zum Unternehmenserfolg beiträgt. Mit einer eindeutigen Vision, Mission und Grundwerten kann von den Mitarbeitern ein besseres unternehmensbezogenes Handeln erwartet werden, um Ziele strukturiert zu erreichen. Schließlich gibt es einige inhaltliche Gemeinsamkeiten, sowohl bei den Missionen als auch bei den Grundwerten.

3 Phase der strategischen Analyse und Prognose

3.1 Branchenstrukturanalyse

Um hierfür eine strukturierte Analyse durchzuführen, wird das sogenannte „Five Forces-Modell" verwendet (Porter 2000, S. 29). Zur Untersuchung der fünf Einflussfaktoren werden potenzielle Wettbewerber, Ersatzprodukte, Lieferanten und Kunden analysiert und deren Verhandlungsmacht näher untersucht (Broda 2005, S. 62 ff.).

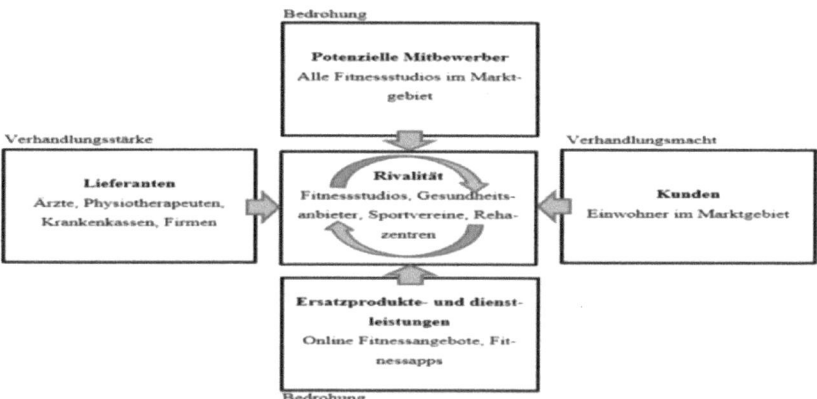

Abb. 2.: Five Forces- Modell eines Fitnessstudios

Zur Untersuchung von fünf Einflussfaktoren nach Porter werden Wettbewerber, potenzielle Wettbewerber, Ersatzprodukte, Lieferanten und Käufer analysiert und deren Verhandlungsmacht näher betrachtet (Broda 2005, S.62ff.). Die Branche entwickelt sich rasant weiter und passt sich den heutigen Herausforderungen an (Gronau et al., 2010, S. 6). Daher ist es wichtig, auf dem Laufenden zu bleiben. Fitnessstudios mit Entspannungsangeboten wie Yoga, Pilates und Saunen werden miteinander verglichen. Holmes Place und Kieser- Training zeichnen sich durch die Qualität ihrer Produkte und Dienstleistungen aus. Trotz der breiten Produktpalette bieten diese Unternehmen keine Beratungsdienste für psychische Gesundheit an. Darüber hinaus wird festgestellt, dass aufgrund der Vielzahl an Wettbewerbern ein starker Preisdruck herrscht, insbesondere bei Betrachtung von Low-Cost-Anbietern. Zudem können sich Vereine mit einer Erweiterung des Entspannungsangebots oder betrieblichen Zuschüssen im Bereich Stressbewältigung als eine potenzielle Konkurrenz darstellen, da der Anteil der Gesundheitsförderung in Betrieben von 2002 bis 2012 um 8 % gestiegen ist (Hollederer & Wießner, 2015). Darüber hinaus schwankt der Polypol-Absatzmarkt jährlich um durchschnittlich 26 % (Pelletier, Rocchi, Vallerand, Deci und Ryan, 2013). Bei vielen Ersatzprodukten auf dem Markt ist es wichtig, sich durch Exklusivität abzuheben und höchste Standards zu gewährleisten. Während der Pandemie ist der Markt für Heimfitnessgeräte und Sportartikel gewachsen, was dazu geführt hat, dass Apps und YouTube-Videos, Mitgliedschaften ersetzt haben. Aufgrund des Mangels an sozialer Interaktion und persönlicher Aufmerksamkeit im Studio wird davon ausgegangen, dass diese weniger Auswirkungen auf „body & soul" haben. Um durch ein gutes Netzwerk eine starke Verhandlungsmacht und Kunden zu generieren, braucht „body & soul" gute Lieferanten. Partner wie Ärzte, Psychotherapeuten, Kranken-

kassen und Physiotherapeuten in der Umgebung können hier Abhilfe schaffen. Kranken-
kassen können beim Aufbau langfristiger Beziehungen zu anderen Unternehmen und der
Gewinnung neuer Kunden helfen. Außerdem stehen die Hotelzimmer der Orangerie den
Kunden zur Verfügung, die an der Aktion des „body & soul" teilnehmen.

3.2 SWOT- Analyse

Die SWOT-Analyse ist eine der am häufigsten verwendeten Analysemethoden im Zusammenhang mit der Markt- und Wettbewerbsanalyse (Venzin et al., 2010, S. 53). Ein
genauerer Blick auf alle Gesundheits- und Fitnessanbieter zeigt, dass die Angebote ähn-
lich sind. Daher ist es wichtig, seinen Vorsprung zu finden und auf der Konkurrenz aufzubauen, um das „body & soul" am Markt zu differenzieren. Nur wer seine Stärken und
Schwächen (Strength/Weakness) kennt und diese mit Marktchancen und -risiken (Oppor-
tunities/Threats) abgleicht, kann seine Stärken im Wettbewerb einsetzen (Bea & Haas,
2013, S. 128). Um die Stärken herauszufinden, sollte zuerst aufgedeckt werden, in welchen Bereichen es einen Leistungsvorsprung gegenüber anderen Anbietern hat.

Die erste Stärke ist es, dass das „body & soul" einen idealen Standort, verbunden mit
einer guten Erreichbarkeit, hat. Die Unternehmenskultur ist ebenso klar definiert, sodass
jeder Mitarbeiter nach der Vision, Mission und den Grundwerten handeln kann. Darüber
hinaus gibt es die Möglichkeit, finanzielle Unterstützung durch die Teilnahme an von den
gesetzlichen Krankenkassen zugelassenen Kursen im Bereich Rehabilitation und Prävention durch qualifizierte Mitarbeiter in Form von Kursen nach SGB V § 20 Abs. 1 SGB V
zu erhalten. Zudem profitieren die Kunden von einer Vielzahl an Kooperationen. Das
„body & soul" bietet es eine breite Produktpalette, die eine Vielzahl von Kundenanforde-
rungen abdeckt. Neben den Stärken sollten die Schwächen herausgefunden werden. Eine
Schwäche ist es, dass die Personalkosten hoch sind. Dadurch, dass das „body & soul"
eine breite Leistungspalette anbietet, muss das Studio mit qualifizierten Mitarbeitern aus-
gestattet sein, um durchgehende Betreuung gewährleisten zu können. Da das Studio noch
einen geringen Bekanntheitsgrad aufweist, kann die gewünschte Mitgliederzahl nicht von
Anfang an erreicht werden. Zudem kommt der hohe Koordinationsaufwand für die Mitarbeiter angesichts des Angebotsspektrums und der Arbeits- und Trainingsbereiche und
die fehlende Digitalisierung und die abwesende Online-Präsenz durch Trainingsangebote.
Abschließend kommen der hohe Kostendeckungsdruck hinzu, der daraus entsteht, dass
das „body & soul" noch am Anfang steht. Darüber hinaus soll das „body & soul" sich

über die Chancen bewusst sein, welche vorhanden sind, um einen Wettbewerbsvorteil zu verschaffen oder profitabel zu agieren.

Zwar ist der Bekanntheitsgrad eine Schwäche, diese kann jedoch als eine Chance betrachtet werden, da es sich ein perfektes Image aufbauen kann. Weitere Chancen ergeben sich aus der aktuellen Zeit, die auf eine hohe Morbidität hindeutet und das damit eingehende Umdenken der Menschen in Bezug auf das Thema „Gesundheit" (Gronau et al., 2010). Zudem kommt die erhöhte Rate an Depressionen (Marshall et al., 2019) hinzu. Gleichzeitig wird die individuelle Beratung und Betreuung der Kunden wichtiger, individuell durch die Psychologen im angegangen werden können. Eine weitere Chance für das „body & soul" ist Kostenübernahme einiger Programme, die durch die Krankenkassen und der Zusammenarbeit mit Ärzten, Psychotherapeuten, Physiotherapeuten und Firmen gewährleistet wird (Albers, 2002, S. 141). Dies kann zu einer langfristigen Kundenbindung führen. Die Digitalisierung kann eine Chance sein strukturierter arbeiten zu können. Schließlich müssen die Risiken berücksichtigt werden. Dabei ist entscheidend, welche Veränderungen ohne Gegenmaßnahmen zu Umsatz- oder Gewinnausfällen führen könnten. Ein Risikofaktor ist der wachsende Fitnessmarkt, der sich ständig weiterentwickelt (Gronau et al., 2010). Der hohe Mitgliedsbeitrag für Kunden kann Risiken darstellen, wenn dieser nicht von Anfang an deutlich aufgeklärt wird. Dadurch, dass bereits eine hohe Anzahl an Fitness- und Gesundheitsanbieter im Raum Düsseldorf ansässig sind, ergibt sich dadurch eine erschwerte Marktdurchdringung. Außerdem darf das „body & soul" die hohe Fluktuationsrate in der Fitnessbranche nicht außer Acht lassen (Pelletier et al., 2013).

Tab.1.: SWOT- Matrix

SWOT-Analyse		externe Analyse	
		Chancen (Opportunities)	Risiken (Threats)
Interne Analyse	Stärken (Strength)	1. Durch die individuelle und kontinuierliche Betreuung des Personals kann im vor allem im Bereich Depressionen den Kunden besser geholfen werden. 2. Durch den ideal gelegenen Standort, verbunden mit der guten Erreichbarkeit, kann der Bekanntheitsgrad des „body & soul" das perfekte Image aufbauen.	1. Durch die breit aufgestellte Produkt- und Angebotspalette des „body & soul" wird die Marktdurchdringung erleichtert. 2. Der Fluktuationsrate wird durch ein passendes Kundenbindungsprogramm entgegenwirkt, z.B. durch Kooperationen mit der Krankenkasse, oder anderen Partnern.
	Schwächen (Weaknesses)	1. Durch die Digitalisierung wird die Arbeit aufgrund der vielen Angebote und Bereiche strukturiert. 2. Da das „body & soul" noch am Anfang steht, herrscht ein hoher Kostendeckungsdruck, daher wird mehr in effizientes Marketing gesteckt, um zielgerichteter Kunden zu generieren.	1. Um von den bereits ansässigen Fitness- und Gesundheitsanbieter abzuheben, wird der Bekanntheitsgrad des „body & soul" verbessert. 2. Onlinepräsenz schaffen bzw. Online-Trainingsangebote erstellen, um Leistungen orts- und zeitunabhängig anbieten zu können.

3.3 Zielplanung

Basierend auf der durchgeführten Analyse kann gesagt werden, dass die gesetzten Ziele für das „body & soul" realistisch und erreichbar sind. Grundvoraussetzung ist eine strukturierte Planung vor der Eröffnung. Daher ist es notwendig, vor der eigentlichen Eröffnung ein stabiles Netzwerk von Kooperationen und Lieferanten aufzubauen und qualifiziertes Personal zu finden, was ein wichtiger Aspekt des Projekts ist. Während der bestehende Fitnessmarkt wächst und einen harten Wettbewerb darstellt, ist das „body & soul" ein Nischenmarkt. Die erwartete Kundenzahl von 4.000 Mitgliedern kann nach fünf Jahren erreicht werden. Obwohl die aufgeführten Dienstleistungen gleichzeitig in verschiedenen Unternehmen angeboten werden, werden sie nicht im Zusammenhang betrachtet oder nachhaltig und qualitativ beworben. Gleichzeitig können durch die Einhaltung von Vision, Mission und Grundwerten gesellschaftliche Ziele erreicht werden. Ebenso können die angestrebte Marktposition und Gewinnmaximierung verbunden mit den aufgeführten Stärken und Chancen innerhalb eines vorgegebenen Zeitraums erreicht werden. Da die vorgeschlagenen Ziele teilweise aufeinander abgestimmt sind, ist die Gewinnmaximierung im ersten Jahr als primäres Ziel unabdingbar. Denn ohne Stabilisierung des Marktes durch Gewinnmaximierung ist es schwierig, eine hohe Marktposition oder einen nennenswerten Partner zu gewinnen.

4 Phase der Strategieformulierung

4.1 Strategieformulierung

Mit den identifizierten Zielen und der Branchenanalyse wird im nächsten Schritt eine Unternehmensstrategie entwickelt. Die Strategieformulierung stellt somit einen übergreifenden Rahmen bereit, der die Determinanten der Planung, Umsetzung und Kontrolle in nachfolgenden Schritten des strategischen Managementprozesses umfasst (Welge & Al-Laham, 2012, S. 213). Die Strategie des „body & soul" ist eine Wachstumsstrategie. Zur besseren Strukturierung der Wachstumsstrategie wird das „Produkt-Markt-Strategie"-Modell von Ansoff auf vier Ebenen betrachtet und unterschiedliche Taktiken angewendet. Eine Diversifikationsstrategie bietet unmittelbare Vorteile, da sie als Matrix dient, um die Frage zu beantworten, wie viel Potenzial das Unternehmen haben wird. Wer als Führungskraft das Modell versteht und professionell anwendet, hat Chancen auf eine zukunftsträchtige Branche (Porter, 2015b, S. 32). Einhergehend mit dem wachsenden Gesundheitsbewusstsein der Menschen ist der Markt für psychische Gesundheit noch nicht ausgeschöpft oder befindet sich in stetiger Entwicklung, wodurch das „body & soul" als breit aufgestelltes Unternehmen der Strategie der horizontalen Diversifikation folgt. Darüber hinaus plant das „body & soul", das Leistungsangebot durch eine Leistungs- oder Produktentwicklungsstrategie regelmäßig anzupassen. Mit dieser Strategie werden bestehende Märkte und Zielgruppen weiter adressiert. Auf Geschäftsbereichsebene wird die Differenzierungsstrategie eingesetzt. Dafür ist die Ausarbeitung von eines Alleinstellungsmerkmals nötig sowie die Schaffung und Sicherung der für Kunden wichtigen erbrachten Leistung, Ausstattung, Qualität oder Service (Venzin et al., 2010, 185 ff.) oder „erzeugt eine psychologische Einstellung im Gesamtmarkt (Markenimage), die dazu führt, dass Käufer das Produkt gegenüber Konkurrenzprodukten bevorzugen" (Welge & Al-Laham, 2012, S. 213). Unterscheidet man zwischen Entspannungsdienstleistern und Fitnessanbietern, fällt eine kleine Nische im Markt auf, die das „body & soul" mit einem umfassenden Angebot füllen kann. Da es sich um ein neues Unternehmen in einem neuen Marktsegment mit vielen Wettbewerbern handelt, ist es wichtig, weitere Marktanteile für sich zu gewinnen. Dabei stehen die Kundenakquise durch Eigeninitiative sowie die Zusammenarbeit mit Ärzten, Psychotherapeuten, Physiotherapeuten, Krankenkassen und lokalen Unternehmen im Vordergrund. Neue exklusive Konzepte, die in dieser Form ohne Wettbewerber angeboten werden, müssen optimal und verständlich beworben werden, damit jeder potenzielle Kunde die Vorteile des „body & soul" gegenüber den Wettbewerbern versteht (Nagel & Wimmer, 2009, S. 206).

4.2 Blue Ocean- Strategie

Die Fitnessbranche ist vielfältig und bietet mittlerweile Leistungsspektrum für jeden Wunsch. Ein sogenannter „Blue Ocean" ist mit dieser Vielfalt schwer zu finden. Aufgrund dessen haben Sport- und Fitnessunternehmen ihren Sitz im „Red Ocean" (Kim & Mauborgne, 2015, S. 78). Neben Differenzierungs- und Nischenstrategien können „Blue Ocean Strategie" zur Schaffung von Alleinstellungsmerkmalen eingesetzt werden (Kim & Mauborgne, 2015, S 86). Das „body & soul" hat einen Wertvorsprung von 10- 15 Jahren im Wettbewerb haben, ohne sich großen Herausforderungen stellen zu müssen. Das bedeutet, je mehr Kunden Mitglieder sind, desto attraktiver wird das „body & soul" für neue Kunden sein. Demzufolge erleiden Epigone von vornherein enorme Kostennachteile, sowohl wirtschaftlich als kognitiv (Porter, 2015a, S. 84). Jedoch ist der Eintritt in neue Märkte durch Kooperationen möglich z. B. durch eine Zusammenarbeit mit einem Reiseveranstalter. Dieser kann in Kooperation Wellnesswochen im Hotel anbieten. Zusätzlich erhalten Kunden 10 % Rabatt auf Urlaubsbuchungen über den Reiseveranstalter. Wenn es gelänge, mit allen Freizeitanbietern zusammenzuarbeiten, sodass potenzielle Kunden von Rabatten im „body & soul" und bei Partner profitieren könnten, würde dies die Eintrittsbarrieren für eine Vielzahl von Kunden zusätzlich erleichtern. Auf diese Weise erreicht man Kunden, die vor dem hohen Preis zurückgeschreckt wären.

5 Personalmanagement

5.1 Führungsverhalten

Das Unternehmensziel, der beste Fitness- und Gesundheitsanbieter in Düsseldorf zu sein, erfordert von der Führungskraft ein gewisses Führungsverhalten. Empathie und soziale Kompetenz spielen eine Rolle, weil sie gerade im beruflichen Bereich der psychischen und körperlichen Gesundheit enorm wichtig sind. Führung ist ein Beeinflussungsprozess, der den bewussten sozialen Einfluss und die Kontrolle von Menschen über andere beinhaltet. Der Zweck besteht darin, gemeinsame Aufgaben und organisatorische Ziele zu erreichen (Schmeisser et al., 2013, S. 196). Nach (Bartscher et al., 2012, S. 92) sollten Führungskräfte folgende Führungsaufgaben und Verhaltensweisen haben. Die Erwartungen und Eigenschaften Führungskräfte lassen sich in zwei Aspekte unterteilen.

Einerseits definiert die Führungskraft in „funktionsorientierten Führungstätigkeiten" die Strategie, vereinbart Ziele, gibt systematisches Feedback. Sie ist verantwortlich für Organisation, Struktur und gibt die Richtung vor. Zudem trifft sie Entscheidungen, stellt Ressourcen bereit, erfüllt die operativen Aufgaben, wählt Maßnahmen und Tools aus und setzt diese um.

Zum anderen „personenorientierte Führungstätigkeiten", bei denen die angehende Führungskraft Beziehungen aufbaut, kommuniziert, einen persönlichen Führungsstil annimmt. Sie nimmt Probleme wahr und reflektiert, motiviert und respektiert alle. Sie geht mit gutem Beispiel voran, kann ihre Emotionen kontrollieren, hat die Fähigkeit einfühlsam und vertrauenswürdig zu sein. Zusätzlich ist sie überzeugend, sie ist in der Lage

Veränderungen zu akzeptieren und umzusetzen, hat keine Angst vor Konflikten und besitzt. Neben dem Führungsverhalten ist die „emotionale Intelligenz" wichtig, denn auf die Frage, wie man am besten führt, gibt es keine pauschale Antwort. Nur wer seine eigenen und die Gefühle anderer versteht, kann seine Mitarbeiter so führen, dass die Unternehmensziele erreicht werden (Goleman, 1998, 92 ff.). Führungskräfte sollten beide Bereiche der emotionalen Intelligenz abdecken. Zum einen die „persönliche Kompetenz" und die „soziale Kompetenz".

Die „persönliche Kompetenz" wird in zwei Bereiche unterteilt. Einmal die „Selbstwahrnehmung" und die das „Selbstmanagement". Führungskräfte sollten über ein gewisses Maß an Selbstbewusstsein, emotionaler Selbstreflexion und genauer Selbsteinschätzung verfügen. Außerdem sollte sie ihre Emotionen im Sinne eines „Selbstmanagements" beherrschen, vertrauenswürdig, gewissenhaft, anpassungsfähig und leistungsorientiert sein.

Die „soziale Kompetenz" wird in zwei Bereiche unterteilt. Zum einen in „soziales Bewusstsein" und in „Beziehungsmanagement". Führungskräfte müssen im Bereich „soziales Bewusstsein", Empathie, Sinn für unternehmerisches Handeln und politisches Gespür sowie Service- und Kundenorientierung mitbringen. Darüber hinaus wird von ihr im Bereich „Beziehungsmanagement" erwartet, dass sie eine inspirierende Führungsrolle übernimmt, ihren Einfluss demonstriert und die Entwicklung anderer fördert.

Nach Goleman (1998, 2000) müssen sechs verschiedene „Führungsstile" abteilungsübergreifend einheitlich sein. Die besten Führungskräfte beherrschen nicht nur einen Führungsstil. Stattdessen sind sie flexibel genug, um nach Situation zwischen den Stilen zu wechseln (Goleman, 2000, 78ff.). Dies führt nicht nur zu einer Fokussierung auf das Unternehmen und bringt finanziellen Erfolg, sondern verbessert die Mitarbeiterzufriedenheit und -motivation, was zu einer besseren Kundenbasis führt (Bartscher, Stöckl & Träger, 2012, S. 26). Aus diesem Grund wurde sich für die „Leadership-Styles" nach Goleman entschieden. Daher müssen Führungskräfte, gepaart mit strenger Überwachung, einen „direktiven Stil" annehmen, wenn sie sofortigen Gehorsam fordern. Es ist gut anzuwenden, wenn Krisensituationen entstehen oder drohen, und Zielabweichungen zu ernsthaften Problemen führen können.

Möchte sich das „body & soul" schnell verändern, nimmt die Führungskraft den „Pace-setting Stil" an. Dieser Stil ermöglicht, Mitarbeiter in jeder Abteilung zu Höchstleistungen zu motivieren und stützt sich auf die Initiative und das Engagement der Mitarbeiter. Am besten sollte es verwendet werden, wenn die Führungskraft die beste Lösung nicht kennt.

Der „affiliative Stil" bietet sich an, wenn individuelle Unterstützung benötigt wird und kooperatives Vertrauen aufgebaut wird. Bei dem „visionären Stil" muss die Führungs-kraft die Unternehmensvision leben, selbstreflektiert und gelassen sein und diese Einstel-lung und Verhalten an alle weitergeben. Das hat den Zweck, um zielorientiert und über-legt führen zu können. Es ist in Situationen nützlich, in denen klare Leitlinien oder Stan-dards erforderlich sind. Entscheidet sich die Führungskraft für den „coachenden Stil" wird sie auf offene Diskussionen über Stärken und Schwächen setzen und kontinuierliche Unterstützung leisten. Der „Leadership-Style" steht im Einklang mit langfristigem beruf-lichem und persönlichem Wachstum. Dieser Stil wird dann angenommen, wenn dem Mit-arbeiter das Selbstvertrauen fehlt. Um all diese Führungsstile umsetzen zu können, muss die Führungskraft bestimmte Persönlichkeitsmerkmale aufweisen, um von dem Mitarbei-ter als Autoritätsperson wahrgenommen zu werden.

5.2 Recruiting

Um der hohen Nachfrage nach Führungspositionen gerecht zu werden, werden die Aus-schluss- bzw. Einschlusskriterien über Stellenanzeigen in Printmedien und im Internet ermittelt. Das Inserat sollte detailliert sein, damit die Bewerber genau die Fähigkeiten und Kenntnisse mitbringen, nach den gesucht wird. Das spart Zeit und Mühe bei der Auswahl oder Einladung zu zweiten Rekrutierungsphase. Nach der Vorauswahl werden externe und interne Wettbewerber in Positionen des mittleren Managements zu persönlichen In-terviews eingeladen, um in Tiefeninterviews die unterbewussten Werte und Einstellungen der Kandidaten aufzudecken. Stärken und Schwächen des Kandidaten können intern nicht aufgezeigt werden, sondern werden dem Assessment-Center überlassen. Dieses Diagno-seprogramm untersucht systematisch die Leistung und Defizite der Kandidaten in ihrem Fachgebiet. Der ausgewählte Kandidat wird dann zu einer 3-tägigen Probezeit eingela-den, um gemeinsam mit Führungskräften Strategien und Konfliktlösungen zu entwickeln. Anschließend wird die Leistung von dem Management bewertet und sich für oder gegen den Kandidaten entschiede.

6   Literaturverzeichnis

Albers, T. (2002). *Arzt im Fitnessstudio*. Deutsche Zeitschrift für Sportmedizin 53 (5), S. 141.

Bea, F. X. & Haas, J. (2013). *Strategisches Management* (Grundwissen der Ökonomik: Betriebswirtschaftslehre, 6., vollständig überarbeitete Aufl.).

Barmer GEK. (2012) *Barmer GEK Gesundheitsreport 2012. Alkoholkonsum und Erwerbstätigkeit* (Barmer GEK (Hrsg.). Wuppertal.

Bartscher, T., Stöckl, J. & Träger, T. (2012). *Personalmanagement. Grundlagen, Handlungsfelder, Praxis (Always learning)*. München: Pearson Studium.

Bea, F. X. & Haas, J. (2013). *Strategisches Management (Grundwissen der Ökonomik: Betriebswirtschaftslehre*, 6., vollständig überarbeitete Aufl.). Stuttgart: Lucius & Lucius.

BKK Bundesverband. (2012). *BKK Gesundheitsreport 2012. Gesundheit fördern – Krankheit vorsorgen – mit Krankheit leben* (BKK Bundesverband, Hrsg.). Essen.

BKK Bundesverband. (2013). *BKK Gesundheitsreport 2013. Gesundheit in Bewegung. Schwerpunkt Muskel- und Skeletterkrankungen* (BKK Bundesverband Hrsg.). Berlin.

Broda, S. (2005). *Marketing – Praxis. Ziele, Strategien, Instrumentarien* (2. Auflage). Wiesbaden: Verlag Dr. Th. Gabler/GWV Fachverlage GmbH.

DAK-Gesundheit. (2014). *DAK Gesundheitsreport 2014*. Zugriff am 09.05.2022. Verfügbar unter: https://www.dak.de/dak/download/vollstaendiger-bundesweiter-gesundheitsreport-2014-2119710.pdf

Deloitte. (2021). *Der deutsche Fitnessmarkt- Studie 2021*. Zugriff am 15.05.2022. Verfügbar unter: https://www2.deloitte.com/content/dam/Deloitte/de/Documents/consumer-business/Deloitte_Deutsche_Fitnessstudie_2021.pdf

Deutscher Gesundheitsbericht. (2021). *Diabetes 2021. Die Bestandsaufnahme.* Zugriff am 08.05.2022. Verfügbar unter: https://www.deutsche-diabetes-gesellschaft.de/fileadmin/user_upload/06_Gesundheitspolitik/03_Veroeffentlichungen/05_Gesundheitsbericht/20201107_Gesundheitsbericht2021.pdf

Fiedler, R. (1998). *Einführung in das Controlling – Methoden, Instrumente und DV-Unterstützung,* Oldenburg 1998.

Goleman, D. (1998). *What makes a leader.* Harvard Business Review, (Nov. - Dez.), 92–105.

Goleman, D. (2000). *Leadership that gets results.* Harvard Business Review, (März - April), 78–90.

Golinski, M. (2010). *Landeshauptstadt Düsseldorf. Einkommensverteilung und soziale Mindestsicherung in Düsseldorf:* kommunale Sozialberichterstattung.

Gronau, N., Schwarze, B., Kamberovic, R., Professor Doctor Stemper, T., Münch H. & Barth M. (2010*). Fitnessbranche wird Pfeiler im Gesundheitssystem.* White Paper 2010

Hinkes, K. (2020). *Systematischer Review zum Thema „körperliche Aktivität und psychische Gesundheit".*

Heyde, K. Macco, K. & Vetter, C. (2009). *Krankheitsbedingte Fehlzeiten in der deutschen Wirtschaft im Jahr 2007.* In B. Badura, H. Schröder & C. Vetter (Hrsg.), *Fehlzeiten-Report 2008. Zahlen, Fakten, Analysen aus allen Branchen der Wirtschaft. Betriebliches Gesundheitsmanagement Kosten und Nutzen.* Berlin: Springer.

Hinterhuber, H. H. (2004). *Strategische Unternehmensführung. Strategisches Handeln* (De Gruyter Lehrbuch, 7., grundlegend neu bearbeitete Auflage). Berlin De Gruyter.

Hollederer, A. & Wießner, F. (2015). *Prevalence and development of workplace health promotion in Germany:* results of the IAB Establishment Panel 2012. International Archives of Occupational and Environmental Health, 88(7), 861–873. Zugriff am 06.05.2022. Verfügbar unter : https://doi.org/10.1007/s00420-014-1012-z

Holmes Place (2022). *Unsere Werte und unsere Vision.* Zugriff am 10.05.2022. Verfügbar unter https://www.holmesplace.de/de/uber-uns

ICD-10 (1994*). Internationale statistische Klassifikation der Krankheiten und verwandter Gesundheitsprobleme.* 10. Revision. Berlin, Heidelberg: Springer Berlin Heidelberg.

Kieser Training Düsseldorf- Wehrhahn. Zugriff am 10.05.2022. Verfügbar unter: https://www.kieser-training.de/studios/duesseldorf-wehrhahn/

Kieser Training AG. Zugriff am 10.05.2022. Verfügbar unter https://www.kieser-training.de/ueber-kieser-training/

Kim, W. C. & Mauborgne, R. (2015). *Blue ocean strategy. How to create uncontested market space and make the competition irrelevant* (Expanded edition). Boston, Mass.: Harvard Business School Publishing Corporation.

Mag, W. (1995). *Unternehmensplanung*, München 1995.

Marschall, J., Hildebrandt-Heene, S. & Nolting, H.-D. (2019). *Alte und neue Süchte im Betrieb* (Beiträge zur Gesundheitsökonomie und Versorgungsforschung, Band 28). Heidelberg: medhochzwei Verlag GmbH.

Mietspiel Düsseldorf. (2022). Zugriff am 12.05.2022. Verfügbar unter: https://mietspiegel-tabelle.de/mietspiegel-duesseldorf/

Müller-Stewens, G. & Lechner, C. (2011). *Strategisches Management. Wie strategische Initiativen zum Wandel führen: der St. Galler General Management Navigator* (4., aktualisierte Aufl.). Stuttgart: Schäffer-Poeschel.

Nagel, R. & Wimmer, R. (2009). *Systemische Strategieentwicklung. Modelle und Instrumente für Berater und Entscheider* (5., aktualisierte und erweiterte Auflage). Stuttgart: Schäffer-Poeschel.

OpenStreetMap. (2022). Zugriff am 07.05.2022. Verfügbar unter: https://www.openstreet-map.de/karte/#

Pelletier, L. G., Rocchi, M. A., Vallerand, R. J., Deci, E. L. & Ryan, R. M. (2013). *Validation of the revised sport motivation scale (SMS-II)*. Psychology of Sport and Exercise, 14(3), 329–341. https://doi.org/10.1016/j.psychsport.2012.12.002

Porter, M. E. (2000). Wettbewerbsvorteile. *Spitzenleistungen erreichen und behaupten* (6. Aufl.). Frankfurt: Campus.

Porter, M. E. (2015a). *Was ist Strategie?*. Harvard Business Manager, (1), 6–22.

Porter, M. E. (2015b). *Wie die Kräfte des Wettbewerbs Strategien beeinflussen*. Harvard Business Manager, (1), 23–33.

Robert-Koch-Institut (Hrsg.). (2012). *Daten und Fakten: Ergebnisse der Studie "Gesundheit in Deutschland aktuell 2010"* (Beiträge zur Gesundheitsberichterstattung des Bundes). Zugriff am 08.05.2022. Verfügbar unter: https://www.rki.de/DE/Content/Gesundheits-monitoring/Gesundheitsberichterstattung/GBEDown-loadsB/GEDA12.pdf?__blob=publicationFile

Sozialgesetzbuch. (2022) Fünftes Buch; *Gesetzliche Krankenversicherungen*. Zugriff am 10.05.2022. Verfügbar unter: https://www.sozialgesetzbuch-sgb.de/sgbv/20.html

Schmeisser, W., Andresen, M., Kaiser, S. & Teschner, E. (2013). *Personalmanagement* (UTB basics). Stuttgart: UTB.

Simon, H. & Gathen, A. von der. (2010). *Das große Handbuch der Strategieinstrumente. Werkzeuge für eine erfolgreiche Unternehmensführung* (2. überarbeitete und erweiterte Aufl.). Frankfurt, M.: Campus.

Statista. (2019a). Zugriff am 12.05.2022. Verfügbar unter: https://de.statista.com/statis-tik/daten/studie/71085/umfrage/verteilung-der-einwohnerzahl-nach-bundeslaendern/

Statista. (2019b). Zugriff am 12.05.2022. Verfügbar unter: https://de.statista.com/statistik/daten/studie/1232968/umfrage/einwohnerzahl-stadtbezirke-duesseldorf/

Techniker Krankenkasse. (2012). Gesundheitsreport 2012. Teil 1: Arbeitsunfähigkeiten (Veröffentlichungen zum Betrieblichen Gesundheitsmanagement der TK, Bd. 27). Zugriff am 16.05.2022. Verfügbar unter: https://www.tk.de/resource/blob/2026670/4d90e901bdde1667ffcb823a4a73edf2/gesundheitsreport-2012-data.pdf

Techniker Krankenkasse. (2016). Stressstudie 2016. Entspann dich Deutschland. Techniker Krankenkasse. Zugriff am 15.05.2022. Verfügbar unter: https://www.tk.de/resource/blob/2026630/9154e4c71766c410dc859916aa798217/tk-stressstudie-2016-data.pdf

Venzin, M., Rasner, C. & Mahnke, V. (2010). Der Strategieprozess. Praxishandbuch zur Umsetzung im Unternehmen (2., erw. Aufl.). Frankfurt: Campus.

Vitalis- Gesundheitszentrum. Zugriff am 08.05.2022. Verfügbar unter https://vitalis-oberbilk.de/ueber-uns/

Welge, M. K. & Al-Laham, A. (2012). Strategisches Management. Grundlagen - Prozessimplementierung (6.): Gabler.

Zok, K. (2010). Gesundheitliche Beschwerden und Belastungen am Arbeitsplatz. Ergebnisse aus Beschäftigtenbefragungen. Zugriff am 09.05.2022. Verfügbar unter: https://www.wido.de/fileadmin/Dateien/Dokumente/Publikationen_Produkte/WIdO-Reihe/wido_reihe_ges_beschwerden_arbeitsplatz_2010.pdf

7 Abbildungs- und Tabellenverzeichnis

7.1 Abbildungsverzeichnis

7.2 Tabellenverzeichnis

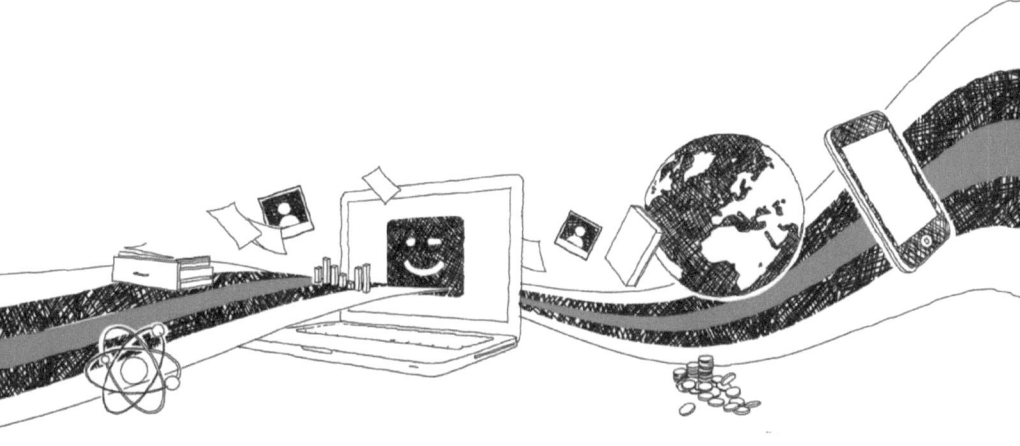
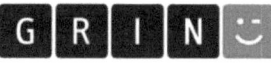